AF586980

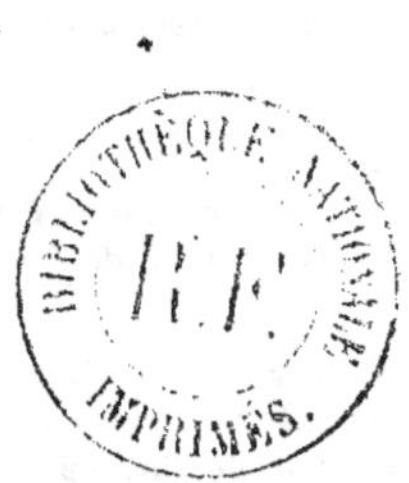

CURE DU GAZ-EAU

8 Te 18 945

PRINCIPAUX TRAVAUX DU Dr ONIMUS

De l'emploi de la photographie pour l'étude des mouvements du cœur (*Journal d'anat. et de phys.*, 1865). C'est la première fois que la photographie (d'après Marcy lui-même) a été employée dans les recherches physiologiques.

De la théorie dynamique de la chaleur dans les sciences biologiques. O uvrage couronné par la Société de biologie.)

Expérience sur la genèse des leucocytes.

De l'emploi de l'électricité comme moyen de diagnostic.

Différences thérapeutiques entre les courants induits et les courants continus. (*Deux leçons faites à la Salpêtrière sur l'emploi médical de l'électricité.*)

En collaboration avec Ch. Legros, professeur agrégé à la Faculté de Paris : *Influence des courants électriques sur la circulation, sur le système nerveux, sur l'élimination de l'urée.* (Médaille d'or de l'Académie des sciences.) — *Traité d'électricité médicale.*

Guide pratique d'électrothérapie.

Etudes critiques et expérimentales sur l'occlusion des orifices auriculo-ventriculaires.

Du langage considéré comme phénomène automatique et d'un centre phono-moteur.

Recherches expérimentales sur les phénomènes consécutifs à l'ablation du cerveau et sur les mouvements de rotation.

Des congestions actives et de la contraction autonome des vaisseaux.

De la contracture pseudo-paralytique.

Destruction du virus tuberculeux par les essences évaporées sur de la mousse de platine.

De la pénétration de la lumière à travers les tissus (1895).

L'hiver dans les Alpes-Maritimes et dans la Principauté de Monaco (3e édition sous presse).

Dans la *Revue positiviste* de Littré :

De la vibration nerveuse et de l'action réflexe dans les phénomènes intellectuels.

De l'état mental de la population de Paris pendant les deux sièges.

Dans la *Revue des Deux Mondes :*

La Psychologie dans les drames de Shakespeare.

E. GREVIN — IMPRIMERIE DE LAGNY

Dr E. ONIMUS

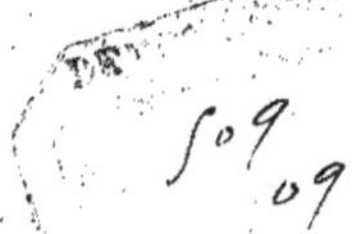

BIBLIOTHÈQUE NATIONALE R.F. IMPRIMÉS

CURE DU GAZ-EAU

PARIS

Librairie E. FLAMMARION | Librairie A. MALOINE,
26, rue Racine, 26 | 25-27, rue de l'École-de-Médecine

1909

Tous droits réservés.

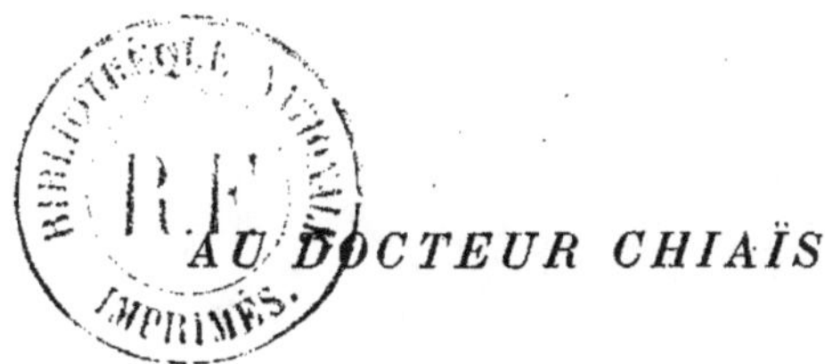

AU DOCTEUR CHIAÏS

Permettez-moi de mettre ce mémoire sous votre patronage; c'est de toute justice. Vous êtes le premier qui m'avez soutenu dans ma lutte contre les termes si embrouillés de la météorologie officielle.

Je suis heureux de pouvoir ainsi rendre hommage à la dignité de votre caractère et à la modestie de votre science.

Bien cordialement,

Dr ONIMUS.

CURE DU GAZ-EAU

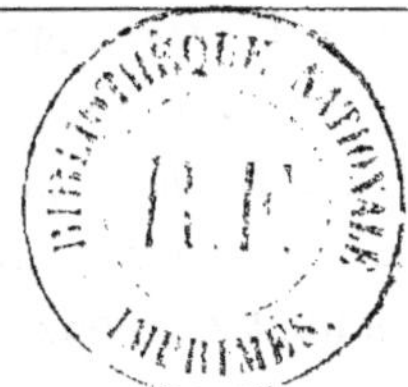
BIBLIOTHÈQUE NATIONALE R.F. IMPRIMÉS

PREMIÈRE PARTIE

Action sédative des lacs. — Récipient renfermant de l'eau près du lit. — Découvertes de Tyndall. — Transformations de la molécule d'eau. — Réponse à M. Eiffel.

Avant tout, je tiens à déclarer que les idées que nous exposons sont en opposition avec l'enseignement météorologique officiel. Il m'a fallu bien du temps, pour me permettre d'oser toucher à l'arche sainte. Voilà pourquoi et comment.

Depuis trois ans, je vais tous les étés de juin à mi-septembre à Evian, non pour y faire une cure d'eau, mais en simple villégiature, parce que le pays me plaît, et que j'ai remarqué que j'y dormais mieux. Mon sommeil y est plus profond et plus facile, surtout les nuits des jours où j'ai fait une longue promenade sur le lac. En même temps, il me semblait qu'une douleur vague que j'avais dans l'épaule droite avait disparu et que les mouvements du bras étaient plus faciles.

On peut rapprocher cette action du séjour au bord du lac, d'une coutume dont j'avais ri autrefois, et qui consiste à placer dans la chambre à coucher un récipient renfermant de l'eau. Ce récipient plat et assez grand se trouve placé non loin du lit. Cette pratique procure un meilleur sommeil et calme les douleurs. Elle pourrait s'appeler « le lac chez soi ». Elle donne, chose étrange, de bons résultats et qui se rapprochent de ceux qu'on obtient par les promenades sur le lac.

Nous l'avons expérimenté nous-même récemment encore, lorsque nous avons quitté le lac Léman, pour revenir sur le littoral méditerranéen, où l'air de la mer nous surexcite les premières nuits, et nous nous en sommes bien trouvé.

Il y a donc quelque chose qui se dégage de la surface de l'eau, et qui se mêle à l'air que nous respirons. Ce quelque chose n'est pas l'oxygène, puisque sa respiration est plutôt excitante ; ce n'est pas l'azote qui est un gaz neutre, et dans tous les cas, ces deux gaz ne se forment pas à la surface de l'eau.

Cela ne peut donc être que la vapeur d'eau. Mais ici recommencent les difficultés. La *vapeur d'eau est humide*, et l'humidité est nocive; elle est loin d'avoir les effets bienfaisants que l'on constate. Il y a donc encore autre chose dans l'air des lacs. Cette autre chose est, comme nous allons le démontrer, le gaz de l'eau, que par abréviation nous avons appelé gaz-eau ; ou bien *gaz* d'eau, par opposition avec la *vapeur* d'eau.

Le hasard nous servit. A cette même époque, nous relisions ce que nous considérons comme notre bréviaire scientifique : les belles leçons de Tyndall sur la chaleur. Nous fûmes frappé de l'insistance avec laquelle il séparait les deux vapeurs d'eau, la visible et l'invisible, et les propriétés qu'il découvrait à celle-ci. Ces propriétés sont tellement importantes, et nous dirons extraordinaires, qu'elles constituent une science nouvelle.

Seulement il faudrait, pour les vulgariser, ne se servir que de termes simples et compréhensibles, et laisser aux sciences mécaniques leur vocable, et ne pas craindre de créer des mots nouveaux. Ceux-ci marquent bien la différence qui existe entre ces sciences et évitent toute confusion.

Ainsi, la météorologie est essentiellement une science d'observation des phénomènes qui se passent à l'air libre, et elle a été influencée, en tout et toujours, par les lois découvertes pour les espaces clos.

Différences entre les phénomènes observés à l'air libre et ceux en vases clos.

C'est principalement dans l'étude des diverses transformations de la molécule d'eau, que ces différences sont les plus manifestes.

Il ne s'agit plus, en effet, en météorologie, de la *puissance* de la vapeur d'eau, mais bien de sa formation dans un espace illimité, — non de sa force en un vase clos, mais de ses effets de libre diffusion.

Dans la chaudière, l'eau ne passe à l'état de vapeur que lorsqu'elle a atteint cent degrés, et ce sont les couches les plus profondes qui sont les premières sujettes à subir l'ébullition.

En plein air, l'eau au contraire s'évapore spontanément, mais uniquement par sa surface au contact avec l'air.

A l'air libre, les pressions extérieures de l'atmosphère n'ont qu'une influence minime sur l'évaporation; tandis qu'en vase clos cette influence est énorme. C'est ici que *la tension* de la vapeur d'eau intervient, car elle doit être *douée* d'une force élastique suffisante pour surmonter la pression que supportent les couches inférieures du liquide, pression qui se compose de deux éléments, d'une part la pression de l'eau, et d'autre part la pression atmosphérique. Mais il est illogique d'employer le mot *tension de la vapeur* pour des phénomènes qui se passent en plein air, et cependant cette expression est employée journellement dans les bulletins météorologiques officiels.

On le voit donc, les *lois de la vaporisation* dans les espaces clos sont tellement différentes de celles *d'évaporation* en libre diffusion dans l'atmosphère, qu'on dirait presque qu'elles sont contradictoires.

On ne se figure pas le nombre de phénomènes moléculaires qui ont lieu à la surface d'une mince couche d'eau versée sur une assiette. L'eau disparaît plus ou moins rapidement, sans qu'il y ait en apparence aucune force qui intervienne; cependant, le nombre de forces qui font évaporer l'eau sur cette assiette est des plus considérables. Il y a là, non seulement de la transformation de chaleur, mais encore l'intervention du mouvement de l'atmosphère; de plus, la molécule d'eau liquide qui passe à l'état gazeux absorbe, sans qu'on s'en aperçoive, de l'électricité à l'état latent.

Constitution de la molécule d'eau. — Pour bien se rendre compte de la raison d'être de ces phénomènes si complexes, il est indispensable avant d'aller plus loin d'étudier la molécule d'eau dans ses diverses manifestations. Celle-ci se comporte d'une façon absolument anormale et lorsqu'elle se solidifie, et lorsqu'elle se liquifie, et lorsqu'elle passe à l'état de gaz.

Ainsi les molécules de tous les corps se rapprochent à mesure qu'elles se refroidissent. Seules, celles de l'eau font exception.

Si l'on refroidit peu à peu l'eau contenue dans un vase dont on peut mesurer le niveau du liquide, on voit qu'à partir de 4 degrés *au-dessus de zéro* l'eau au lieu de se contracter commence à se dilater. Lorsque la congélation se produit, la dilatation se fait avec une force moléculaire tellement énergique que rien ne lui résiste, elle fait éclater des parois métalliques d'une épaisseur considérable. Aucun autre corps ne présente de pareils phénomènes.

Mais, chose inattendue ! les molécules d'eau qui forment à l'état de glace un corps plus léger que le liquide puisqu'elles surnagent — lorsqu'elles ont 80 degrés au-dessous de 0, avec une forte pression, rentrent dans l'état normal, c'est-à-dire que la glace dans ces conditions tombe au fond de l'eau. Sa fusion s'effectue avec augmentation de volume comme à l'état ordinaire. La glace s'est ainsi transformée en un autre corps, *la glace n° 2*, comme l'a appelée M. Tammann.

— Voilà donc deux états différents du même corps solide, et lorsque cette même molécule d'eau passe à l'état gazeux, c'est-à-dire lorsqu'elle est affranchie des lois de cohésion, elle doit se prêter encore mieux aux différentes transformations. Aussi il n'y a rien d'étonnant à ce qu'elle présente divers arrangements moléculaires, avant de passer à l'état de gaz, alors qu'à l'état solide elle offre des combinaisons anormales.

Dans tous les cas, lorsqu'elle va se gazéifier elle se présente sous deux aspects, l'un vésiculaire, l'autre plein, formé de petites particules d'eau sans cavité intérieure.

Cette dernière opinion est la plus répandue, mais les auteurs qui l'ont défendue n'ont considéré que le brouillard, et nullement les autres cas. Cependant plusieurs physiciens, Tyndall entre autres, croient qu'il existe des vésicules formant la vapeur d'eau et ils affirment une pellicule séparant l'intérieur de la bulle de l'atmosphère. Il suffit d'ailleurs de bien regarder, même sans loupe, ce qui se passe dans l'eau qui bout. On voit monter à la surface des globules de grosseurs variées, s'élevant rapidement, et il est impossible de douter qu'elles ne soient creuses ou remplies de gaz.

Ainsi, solide, liquide, vésicule ou gaz, l'eau est une substance des plus extraordinaires de la nature. Elle présente à chaque instant des phénomènes contraires aux autres corps, et comme nous les avons vus dès notre enfance, notre esprit n'en est plus frappé. D'ailleurs le merveilleux ne nous impressionne nullement dans les conditions ordinaires de la vie, car nous avons été pour ainsi dire élevé avec lui.

Découverte de Tyndall. — La découverte la plus importante du siècle en physique, est celle faite par Tyndall sur la faible quantité de gaz-eau, qui est nécessaire pour donner à l'air des propriétés nouvelles. Sous ce rapport il y a beaucoup d'analogie avec les substances odorantes dont les moindres traces suffisent pour influencer l'atmosphère; seulement celles-ci nous sont révélées par un sens spécial, tandis qu'il n'y a aucun sens spécial pour le gaz-eau. Si nous n'avions pas d'odorat nous ne saurions reconnaître la présence dans l'air de corps odorants, aucun chimiste n'ayant osé peser le parfum d'une fleur. Nous serions tous comme des personnes atteintes d'un rhume de cerveau chronique.

Pour le gaz-eau nous n'avons pas de sens spécial, ni pour ce gaz, ni pour les autres qui sont *normalement* dans l'atmosphère, et c'est pour cela qu'ils ont passé si longtemps inaperçus. Sans le génie de Tyndall on serait encore avec la plupart des physiciens, Magnus en tête, à déclarer « qu'il est évident qu'une vapeur aussi ténue (1) que la vapeur d'eau ne peut exercer aucune action ».

L'esprit en effet ne se fait guère à l'idée de cette *faible quantité* de gaz invisible et insaisissable qui, répandu dans l'air, y arrête au moins soixante-dix fois plus de rayons calorifiques que l'air.

Tyndall lui-même, au début de ses recherches, est tellement surpris, quoique son esprit plus que tout autre soit habitué aux effets des doses infiniment petites de

(1) Magnus désigne ainsi le gaz-eau.

matière, qu'il entasse expériences sur expériences, les soumettant au contrôle le plus rigoureux, allant au-devant des objections, avant d'oser énoncer cette conclusion : *que le gaz-eau produit une action quatre-vingt-dix fois plus grande que l'air dans lequel il se trouve.*

L'esprit est confondu devant cette conclusion. Les conséquences au point de vue météorologique, et même physiologique en sont immenses. Mais avant tout, il nous faut établir les propriétés du gaz-eau, d'après les expériences de Tyndall (1).

Propriétés du Gaz-Eau.

Le gaz-eau a toutes les propriétés des gaz simples ; mais ce qui différencie le gaz-eau des autres gaz atmosphériques, c'est qu'il peut être et qu'il est réellement en rapport avec du gaz-eau liquéfié (eau) et du gaz-eau solidifié (glace), ce qui n'a pas lieu pour aucun autre gaz. En effet, ni l'oxygène, ni l'azote, ni l'acide carbonique, ni aucun autre gaz ne sont, dans les mêmes lieux, à l'état gazeux, liquide ou solide.

Le moindre changement de température ou de pres-

(1) L'expérience fondamentale de Tyndall consiste à introduire dans un ballon des gaz qui influent sur une pile thermo-électrique tellement sensible, que l'haleine seule fait dévier l'aiguille jusqu'à l'extrême limite de son parcours.

On peut donc, d'après la déviation de l'aiguille, connaître la puissance calorifique d'un gaz introduit dans le ballon. Lorsque l'air est bien sec, la déviation est presque nulle, tandis qu'avec l'air ordinaire et surtout avec celui saturé de vapeur d'eau et de gaz-eau, la déviation est considérable.

sion le fait changer d'état avec dégagement ou absorption de chaleur. C'est même en ceci que consiste son rôle dans la nature. Cependant nous ne nous en apercevons point dans la plupart des cas, ces transformations se faisant silencieusement.

Il se différencie surtout des autres gaz simples, parce qu'il absorbe facilement la chaleur obscure ; non seulement il l'absorbe mais il la conserve et la rayonne lentement. Par ses variations quantitatives incessantes, il modifie la capacité calorifique de l'air.

Il faut une quantité infinitésimale de gaz-eau dans l'atmosphère pour la rendre capable de conserver la chaleur solaire.

On a calculé qu'un litre d'eau suffit pour 100.000 litres d'air.

Il concentre la chaleur d'un milieu où il se trouve et agit à *l'état invisible* en retardant le rayonnement vers l'espace.

Il peut être comparé sous ce rapport à l'action du globule du sang pour l'oxygène, car le globule du sang absorbe et conserve l'oxygène, en s'en séparant peu à peu.

De plus, le gaz-eau qui absorbe si avidement la chaleur, la rayonne aussi très facilement, et c'est là son rôle important dans l'univers ; cette propriété du gaz-eau empêche le refroidissement de la terre.

Mais, pour conduire à bonne fin la recherche des lois assez complexes de ce corps au point de vue hygiénique, il est indispensable de simplifier cette étude et de s'en tenir au rôle que remplit le gaz-eau dans les habitations.

Il est, dans tous ces cas, un écran parfaitement opaque et pour ainsi dire un manteau jeté par-dessus l'air des appartements.

Ainsi le gaz-eau agit comme *thermo-régulateur* et cela à *dose infinitésimale*, cela est prouvé, archi-prouvé par les expériences de Tyndall.

Ce savant, initié cependant aux effets que peut produire une quantité de matières trop petites pour être sensible à la vue, n'a pu, nous le répétons, être convaincu qu'après des expériences rigoureuses; on conçoit donc que cette opinion chez d'autres personnes mal préparées à accueillir des faits de ce genre, a dû être difficilement acceptée. C'est le cas des météorologistes et des médecins. Ceux-ci cependant, dans toutes ces questions, devraient avoir présents à l'esprit les faits signalés par le Dr Gustave Le Bon sur la dissociation de la matière (1).

Quoi qu'il en soit, nous sommes en présence d'un gaz non pas nouveau mais dont l'étude est nouvelle, d'un gaz qui jouit météorologiquement de propriétés importantes et remarquables, et qui n'ont pas encore été étudiées, sur l'organisme.

Les difficultés pour cette étude sont grandes à cause de l'impossibilité de l'isoler, et aussi croyons-nous à cause de l'idée erronée qu'il est essentiellement humide.

Le gaz-eau n'est pas humide. — Le gaz-eau n'est pas comme la vapeur d'eau quelque chose de visible, c'est un gaz impalpable et transparent, il est de plus absolu-

(1) *Évolution de la Matière*, par le Dr Gustave Le Bon, et les autres ouvrages et brochures par le même auteur.

ment sec comme les autres gaz de l'air, quoiqu'il provienne de l'eau, c'est-à-dire du corps qui peut être considéré comme le type des corps humides. Il faut toujours se rappeler que le *gaz-eau est un gaz*, et comme tel ne peut posséder aucune trace d'humidité. Cette idée d'humidité est un des grands inconvénients de cette branche de la météorologie.

M. Eiffel propose même dans son ouvrage remarquable : *Étude pratique de météorologie*, le mot humidité pour désigner tout ce qui se rapporte à cette question.

Nous avons eu l'occasion de faire observer à M. Eiffel que le mot *humidité* était mal choisi, s'il est généralisé. Il maintient, en effet, dans notre esprit, la sensation d'un corps humide c'est-à-dire mouillé. Il faudrait au contraire lutter contre nos habitudes d'esprit, qui ont une tendance à croire que le gaz de l'eau, parce qu'il provient d'un corps réellement humide, lorsqu'il est à l'état liquide, est lui-même humide.

Aussi nous voudrions voir employer les expressions de *quantité réelle de gaz-eau* au lieu de celles d'*humidité absolue*, car la première impression que ces derniers termes éveillent dans notre esprit, est celle d'un corps humide qui mouille ; or, le gaz de l'eau ne mouille pas. C'est pour cela que nous avons proposé le mot *gaz-eau*, car nous croyons qu'un terme adéquat à l'objet est dans toute science essentiellement une condition de clarté et même de progrès.

En résumé il faut, dans la pratique, se rappeler que le gaz-eau n'est pas de la vapeur d'eau, qu'il se forme con-

2

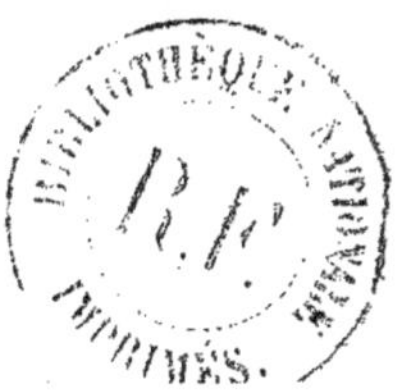
BIBLIOTHÈQUE NATIONALE
R.F.
IMPRIMÉS

trairement à celle-ci, par la surface du liquide, à toute température et à toute pression. Mais avant tout, il faut absolument détruire dans notre esprit l'arrière-pensée qui y revient sans cesse et dont on a, malgré tous les efforts, bien de la peine à se défaire, c'est l'idée d'humidité.

Il faut toujours se souvenir que le gaz-eau est un gaz sec, qui agit lentement et à petites doses.

Instinctivement et par éducation classique on lui donne les propriétés de l'eau. L'expression malencontreuse de vapeur d'eau a encore beaucoup contribué à cette erreur. — On ne songe pas assez que tous les corps changent de propriétés, quand ils changent d'état moléculaire. Est-ce que l'oxygène liquide a les propriétés de l'oxygène-gaz?

Est-ce que l'acide carbonique liquide a les propriétés de l'acide carbonique solide ou gazeux?

La molécule d'eau à laquelle il suffit d'ajouter un atome d'hydrogène pour obtenir un nouveau corps avec des propriétés essentiellement différentes, ne peut faire exception. Il semble au contraire que c'est précisément cette molécule, qui, de toutes, est la plus facile à modifier. Elle est essentiellement instable, et contribue par ses changements faciles à tous les phénomènes cosmiques.

DEUXIÈME PARTIE

Influence du gaz-eau au point de vue hygiénique et médical. Difficultés à démontrer l'action médicale du gaz-eau. Influence des vents. Des vents secs. Action sédative du gaz-eau. Production du gaz-eau.

Jusqu'ici nous avons marché sur un terrain ferme et merveilleux grâce aux expériences de Tyndall; il nous faut actuellement abandonner ce terrain pour un autre moins positif, mais néanmoins solide.

Il est certain cependant que nous aurons bien de la peine à persuader le public de l'action médicatrice du gaz-eau; ce corps ne se révèle par rien, il n'a ni odeur, ni goût, et il se respire tout naturellement, tandis que bien des gens ne veulent considérer un corps comme influant sur la santé que lorsqu'il est désagréable à avaler, ou qu'il a de l'odeur.

Par cela seul que le gaz-eau est mélangé dans l'air à d'autres gaz on ne peut distinguer ses effets qui d'ailleurs ne se manifestent par aucun phénomène immédiat et caractéristique.

L'influence d'un gaz respirable est toujours difficile à démontrer, mais ce n'est pas une raison pour la nier. L'azote est dans le même cas; ce gaz également est considéré comme ayant un rôle inerte, mais cela est-il bien sûr? Il nous paraît impossible qu'un gaz qui se trouve dans l'atmosphère dans les proportions énormes que les analyses nous indiquent, n'ait qu'un rôle passif. Il représente d'ailleurs l'élément le plus répandu des corps végétaux et le plus précieux des substances animales.

Le raisonnement nous conduit à admettre que le gaz-eau, comme l'azote, a des effets sur le fonctionnement de notre organisme, plus importants que ceux qu'indiquent les ouvrages classiques.

L'action calmante et sédative du gaz-eau est évidente sur toutes les personnes qui analysent leurs sensations; malheureusement il faut se fonder sur des impressions personnelles qui varient d'un organisme à l'autre, et par conséquent qui peuvent être contradictoires selon les milieux et les idées préconçues.

Du gaz-eau dans les divers climats. Influence des vents. — Pour conduire à bonne fin la démonstration de l'action médicatrice du gaz-eau, il est indispensable de comparer en premier lieu les modifications hygrométriques des divers climats. Pour cela les tracés que nous donnent les hygromètres enregistreurs sont des plus précieux. Ces tracés rapprochés des tracés thermométriques nous permettent de déterminer ce que l'air contient de gaz-eau.

Les auteurs classiques ont schématisé les marches simultanées de l'état hygrométrique et de la température dans la courbe ci-jointe (fig. 1). La ligne hygrométrique suit une marche inverse de la température, c'est-à-dire que quand un des tracés monte, l'autre descend.

Cela n'est vrai que quand le ciel est serein, et que l'atmosphère est au calme.

Quand dans l'atmosphère l'air se déplace avec une grande vitesse, les tracés offrent une variété infinie au

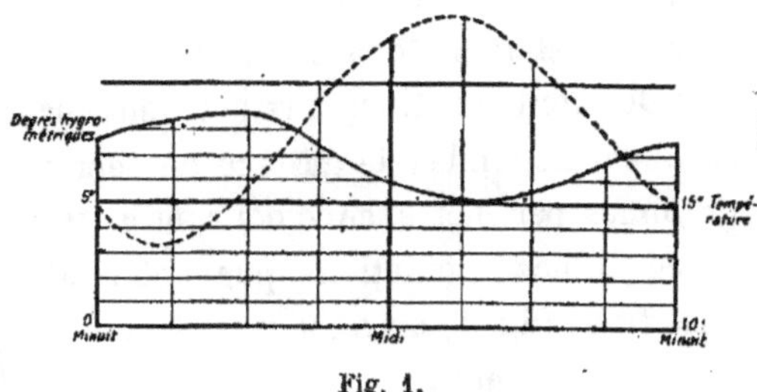

Fig. 1.

point qu'il n'y a plus de règle fixe. La comparaison des tracés hygrométriques obtenue dans différentes localités nous donne cependant des résultats d'une certaine importance. C'est ainsi que pendant les mois d'été le gaz-eau varie moins en quantité à Evian qu'à Paris. Il est bien rare en effet que sur les bords du lac de Genève les oscillations de l'hygromètre montent au delà de 90 et descendent au-dessous de 50. C'est une des raisons qui rendent ce climat très sédatif, car rien n'agit plus sur le système nerveux que les fortes oscillations de l'hygromètre, comme nous le verrons plus loin.

A Paris ces oscillations tombent fréquemment au-dessous de 50 et dépassent 90. Le climat de Paris n'a cependant rien d'excessif et sous ce rapport il est préférable à celui de Marseille où les oscillations descendent *presque tous les jours* au-dessous de 40 et montent au-dessus de 80.

Sur le littoral du sud-est de la France le gaz-eau est très abondant pendant les vents océaniens et très raréfié par les vents continentaux.

On peut presque diagnostiquer la direction des vents d'après le tracé de l'hygromètre.

Nous avons constaté à Monaco, en plein hiver, que la substitution des vents continentaux aux vents océaniens faisait brusquement tomber le gaz-eau de sept grammes à deux grammes par mètre cube d'air, et cette baisse a persisté avec faibles oscillations pendant quatre jours de suite. Le tracé (fig. 2) ne s'est relevé que lorsque le mistral eut cessé de souffler.

Pour bien des personnes, le mistral est un vent excitant qui surexcite le système nerveux et empêche le sommeil. C'est ce vent qui a donné lieu à la pratique du récipient d'eau dans la chambre à coucher.

On sait d'ailleurs depuis longtemps que certains vents ont une action incontestable sur notre organisme. Ce sont surtout les personnes nerveuses ou celles qui souffrent d'asthme ou d'affection cardiaque qui sont très sensibles aux directions des vents ; parmi ceux-ci ce sont les vents secs qui ont la plus grande influence. Nous connaissons un asthmatique habitant Paris qui, dès le matin, dans son lit, d'après sa respiration, sait que le vent qui souffle est celui d'est ou de nord-est.

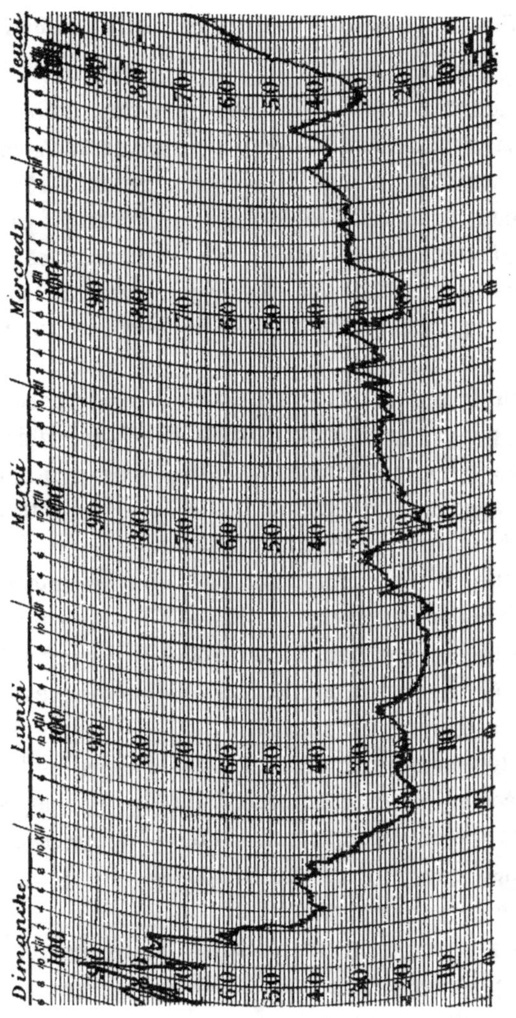

Fig. 2.

Tracés hygrométriques des chambres à coucher.

L'étude des tracés hygrométriques nous indique les grandes variations du gaz-eau. De tous les tracés météorologiques c'est le plus irrégulier; (les plus réguliers dépendent de la pression de l'air, puis viennent ceux de la température, et en dernier lieu seulement les tracés hygrométriques). Ceux-ci, certain jour, vont de cent degrés à cinq degrés et cela très rapidement, en une heure quelquefois.

Ce qui frappe dans l'étude des tracés, n'importe avec quel appareil hygrométrique, c'est leurs diversités, non seulement d'une semaine à l'autre, mais d'un jour à l'autre et même quelquefois d'une heure à l'autre. On ne peut donc donner une loi générale.

Ce qu'il y a de particulier c'est que les tracés pris dans les chambres à coucher, même les fenêtres ouvertes, ne présentent pas une ligne irrégulière, composée de petites élévations et de dépressions successives, mais bien une ligne très régulière.

De plus, comme on peut en juger d'après les heures indiquées sur le diagramme ci-joint (fig. 3), il n'y a pas la concordance classique entre la température et le tracé hygrométrique. Il suffit de comparer cette figure avec la figure 1.

C'est presque toujours vers les quatre heures qu'a lieu la plus forte baisse du tracé hygrométrique dans l'intérieur des appartements. Nous avons remarqué de

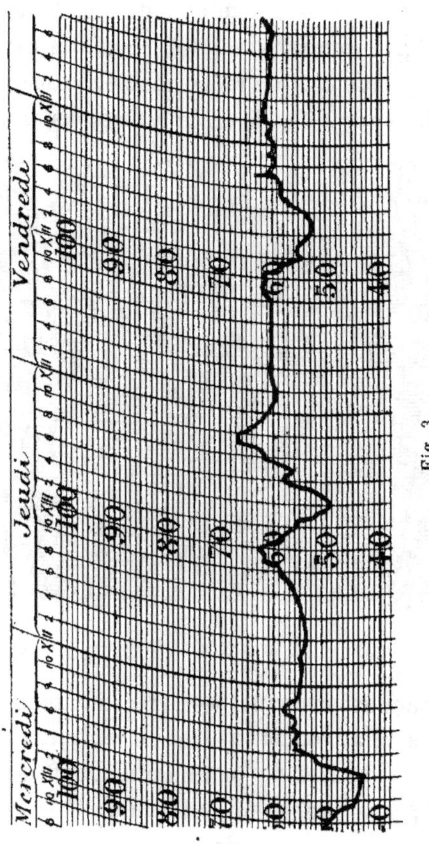

Fig. 3.

plus que les oscillations un peu étendues correspondaient à des nuits agitées, tandis qu'une ligne droite, surtout légèrement ascendante comme celle de la figure ci-jointe (fig. 4), correspondait à des nuits excellentes. Le tracé ci-joint a cela de remarquable, c'est que la nuit du jeudi au vendredi où le tracé est ascensionnel, — et

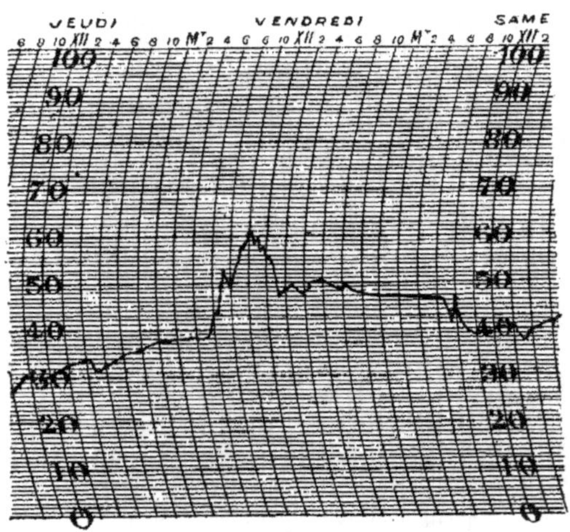

Fig. 4.

régulièrement ascensionnel — car il monte de 30 à 39, a été bonne relativement à la nuit suivante. Ce n'est que vers les 6 heures du matin qu'il monte rapidement jusqu'à 60; puis redescend, et atteint 40 le lendemain matin, tandis que celui de la nuit suivante est au contraire descendant.

La première nuit (nuit du jeudi au vendredi), nous avons eu un très bon sommeil et la seconde, un sommeil un peu agité. C'est toujours la même chose, car le tracé indique la quantité de gaz-eau qui se transforme en vapeur d'eau : avec peu de gaz-eau, tous les inconvénients de la sécheresse de l'air, avec beaucoup de gaz-eau tous les avantages de la respiration de ce gaz. C'est entre 45 et 65°, avec une température de 15° à 17° et une pression atmosphérique de 760 à 765 millimètres, que le sommeil est le plus profond. C'est du moins ce qui nous paraît résulter de l'étude d'une série de tracés.

Faits usuels démontrant l'action sédative du gaz-eau.

Habitations. — Le public de tout temps, sans le savoir, produit du gaz-eau pour faciliter la respiration et avoir une action sédative et calmante. La pratique ancienne et si répandue de mettre un récipient contenant de l'eau sur les poêles, n'a pas d'autre raison d'être. L'évaporation de cette eau forme ainsi du gaz-eau et c'est encore le mode le plus simple de le préparer ; car il se produit surtout par une évaporation lente et non par la vaporisation qui donne de la vapeur d'eau.

Cela marque bien la différence entre ces deux productions ; l'une se faisant peu à peu lentement, *silencieusement*, et l'autre tumultueusement et rapidement.

Partout où l'eau s'évapore dans ces conditions de lenteur, il se produit du gaz-eau et celui-ci est sain si la surface sur laquelle il s'évapore est consistante et ne s'imbibe pas. Sur le sol durci le soleil vient transformer peu à peu le liquide en gaz invisible qui, à mesure de sa formation, se répand dans l'air. Il est vrai que ce phénomène est accompagné de modifications de la température; mais ce n'est pas seulement le refroidissement de l'air qui amène cette sorte de jouissance de l'organisme. La preuve en est que la glace ou un moyen quelconque de refroidissement ne détermine pas un bien-être aussi complet. Ce qui prouve bien d'ailleurs que ce n'est pas seulement le refroidissement qui agit dans ce cas, c'est l'exemple du récipient d'eau sur les poêles dont nous avons parlé plus haut. Remarquons encore que l'absence de ce récipient donne des maux de tête, des migraines, un malaise général dû au manque de gaz-eau.

Tout le monde, d'un autre côté, a éprouvé le plaisir de respirer, après que la pluie a inondé le sol et surtout lorsque la pluie est tombée sur un endroit chauffé précédemment par le soleil. Ces conditions suscitent chez tous une vraie sensation de bien-être.

Par les grandes chaleurs c'est un vrai délice d'être à côté des terrasses qu'on vient d'arroser, car on respire à pleins poumons le gaz-eau qui se forme lentement. Mais instinctivement on s'éloigne de la terre mouillée car l'humidité de la terre est malsaine. On se rapproche dans ce dernier cas des habitations humides qui conservent l'eau à l'état liquide, ce qui donne à l'air qu'on respire les propriétés nocives agissant à la longue, lentement et d'une façon insidieuse. L'humidité du sol, des habitations est l'ennemi de la santé, tandis que le gaz-eau en est l'ami.

Dans les palais des orientaux le jet d'eau, qui est au milieu des cours ou des chambres, coulant sur des vasques en marbre ou dans des piscines bien aérées est le type de ce qui est avantageux pour les appartements, mais il faut éviter les jets d'eau qui sont à l'ombre et ceux qui s'écoulent sur de la terre, et qui d'une façon ou l'autre permettent à l'eau de séjourner en se mélangeant avec d'autres corps.

Action sédative sur les lacs et sur la mer. — L'action sédative et calmante des régions lacustres est reconnue par toutes les personnes qui viennent passer un certain nombre de jours au bord des lacs, elle a lieu surtout les premières semaines. On a même créé le mot « Cure des lacs », cure qui consiste simplement à faire des promenades sur le lac par des journées ensoleillées, c'est-à-dire dans les meilleures conditions pour respirer le gaz-eau à l'état naissant.

Nous nous sommes livré à une enquête sérieuse sur ce point et quatre-vingt-dix personnes sur cent nous ont déclarés avoir, au bord des lacs, un sommeil plus profond, plus facile, en même temps qu'un grand apaisement de l'excitation nerveuse. Ces personnes se contentent la plupart du temps de promenades sur un bateau, étendues près des rameurs, ou sur le pont du vapeur.

Les compagnies de navigation du lac Léman, pourraient peut-être essayer de louer des chambres à coucher sur leurs bateaux, à des personnes ayant des insomnies.

Excepté les premiers jours pour les personnes très nerveuses, et pour celles-ci en général dès les deuxièmes ou troisièmes jours, les croisières en mer ont les mêmes effets. L'air de la mer renfermant des substances minérales a quelquefois sur certains organismes une action excitante, mais cette action disparaît au bout de fort peu de temps et l'action bienfaisante du gaz-eau se fait sentir.

Aussi dans les ports de mer, comme dans les stations lacustres, les médecins prescrivent-ils très souvent un séjour plus ou moins prolongé sur les bateaux. Ils font ainsi sans le savoir de la gazeauthérapie.

Récemment, à la Société thérapeutique de Paris, le docteur Laumonier a insisté sur la différence d'air qui existe sur les côtes et en pleine mer. L'air des côtes est excitant et souvent congestionnant parce qu'il est très riche en particules iodées et chlorées. Mais cela se voit surtout sur les côtes qui ont de fortes marées, ce qui n'a pas lieu pour la Méditerranée.

En haute mer au contraire l'air devient sédatif. Sur les bateaux à voiles on trouve les conditions réunies pour les sanatoriums des nerveux et des neurasthéniques.

Productions du gaz-eau.

On pourrait croire que le gaz-eau provenant de l'évaporation de l'eau ; il suffit pour en produire de lancer dans l'appartement, à l'aide de vaporisateurs, des gouttelettes d'eau ; ou encore de faire bouillir de l'eau. Mais ces deux procédés si simples, nous ajouterons même si logiques, donnent moins de résultats qu'on ne pourrait l'espérer. Cela prouve bien comme nous l'avons déjà fait remarquer que le gaz-eau n'est pas la même chose que la vapeur d'eau.

Pour produire du gaz-eau dans une chambre, il faut imiter la nature qui ne le produit que par l'évaporation *lente* d'une masse d'eau. Nous ne pouvons assez le répéter, les conditions de l'évaporation en plein air ne sont pas les mêmes que celles de la vaporisation en un espace clos. L'évaporation se produit à toute température et à toute pression, lentement et constamment.

Laissez de l'eau dans un vase et bientôt elle aura disparu sans que vous n'ayez fait intervenir aucune force extérieure. On serait presque tenté de croire que l'eau a été détruite et anéantie. Il n'en est rien cependant, car cette eau s'est transformée peu à peu en gaz-eau. Si la température est élevée et surtout si la ventilation existe, l'évaporation sera plus rapide; mais celle-ci se fait sans que vous ayez besoin d'intervenir d'une façon quelconque, rien que par le seul procédé naturel. Il y a toujours un léger mouvement de l'air et la glace même s'évapore.

Le moyen le plus avantageux est encore le moyen le plus simple, celui qui consiste à mettre en contact avec l'air ambiant une surface mouillée et dont l'humidité se renouvelle à mesure que l'évaporation a lieu. Le récipient plat que l'on met près du lit remplit très bien ces conditions, il produit l'action lente mais continue d'une évaporation silencieuse et constante. De plus, ce qui a bien son importance, par sa position au-dessous des voies respiratoires, le gaz-eau étant plus léger que l'air s'élève au-dessus du sol et est respiré dans son passage de bas en haut.

Dans quelques cas ce procédé peut être gênant, surtout

en voyage, et nécessite tous les soirs quelques préparatifs; mais, il suffit de suspendre près du lit des serviettes trempées dans l'eau, et surtout des serviettes-éponges; celles-ci en effet présentent par leurs petits filaments une grande surface d'évaporisation.

On peut employer un séchoir serviette que l'on place près des oreillers. Il faut pour recevoir les gouttes d'eau qui pourraient inonder le plancher, mettre une sorte de récipient en zinc au-dessous des serviettes mouillées (fig. 5). On peut se servir pour ce récipient, d'une simple poissonnière, ou du récipient qui se trouve dans les portemanteaux, et qui recueille l'eau des parapluies.

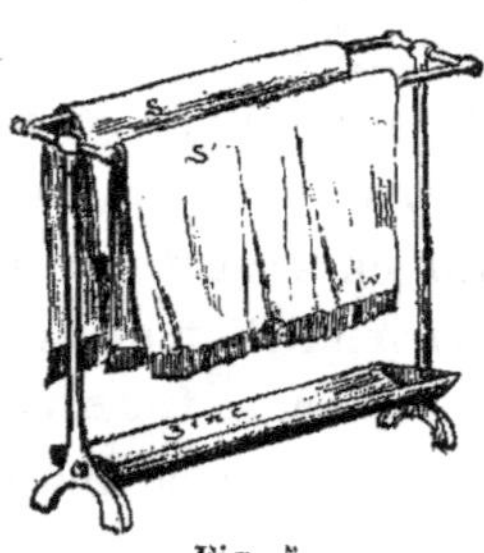

Fig. 5.

L'idéal serait de laisser couler de l'eau d'un robinet goutte à goutte sur ces serviettes dans un bassin, et, pour faciliter l'évaporation, de laisser s'étendre l'eau sur le fond de ce bassin; il serait facile dans ce but d'employer la baignoire qui se trouve la plupart du temps à côté de la chambre à coucher, ou même dans celle-ci.

Nous avons conseillé à des personnes que le bruit de la légère goutte d'eau qui tombe, empêche de dormir, de se contenter de mettre au fond de la baignoire une mince couche d'eau. C'est en effet l'étendue de la surface en contact avec l'air qui est la chose importante et non la quantité dépendante de l'épaisseur de la couche d'eau.

Comme il faut surtout rechercher une grande surface d'évaporation, nous avons, après bien des essais de récipients, songé à l'alcarazas. Ce vase (fig. 6) est formé d'une paroi poreuse et il est ovale, ce qui nous offre la plus grande surface sous un petit volume. On peut pour ainsi dire doser la quantité de gaz-eau selon le nombre et la grandeur des alcarazas que l'on emploie.

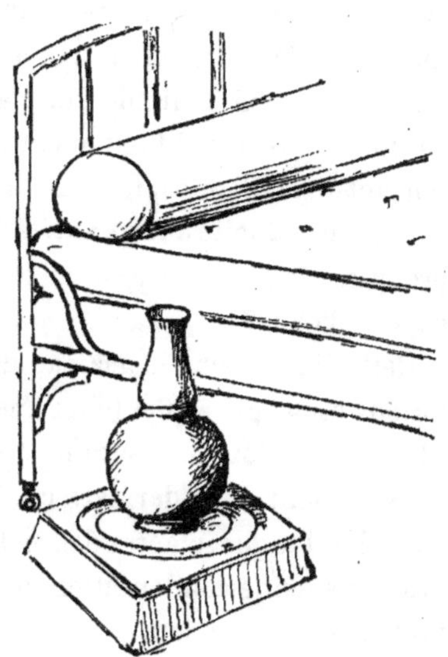

Fig. 6.

L'alcarazas est mis sur un escabeau plus ou moins élevé près de l'oreiller, afin que le gaz-eau soit respiré pendant le sommeil.

L'eau contenue dans ce vase peut être une infusion de feuilles d'eucalyptus, de mauve, de tilleul ou de feuilles d'orangers ou même une infusion de têtes de pavot. En général, sur le littoral, nous préférons une infusion de feuilles d'eucalyptus.

Il faut faire bien attention de maintenir l'eau ou l'infusion dans un récipient bien aéré, car il ne faudrait pas croire qu'il suffit d'humidifier une chambre pour avoir du gaz-eau, l'humidité des murs ne produit pas plus de gaz-eau qu'un simple récipient large et aéré. Nous faisons cette remarque pour M. Eiffel qui nous écrivait :

« Il me semble qu'un appartement humide produirait également du gaz-eau ; si ce gaz devient nocif, c'est une question de quantité. »

Malgré l'autorité incontestable de M. Eiffel, nous nous permettons de le renvoyer aux expériences d'un autre ingénieur, M. Pierron, qui, comme nous le verrons plus loin, a cherché à humidifier l'air d'ateliers et n'a pu y parvenir que très difficilement malgré tous les appareils lançant dans l'atmosphère de la vapeur d'eau.

Il y a une limite à la *quantité* du gaz-eau que l'on peut produire, il n'y en a pas, ou fort peu, à la *quantité* de vapeur d'eau.

Cette limite pour le gaz-eau dépend de plusieurs conditions atmosphériques telles que la température, la ventilation et surtout les courants électriques qui se forment à ce moment. Ces derniers ont une influence tellement considérable que, d'après des recherches récentes, il ne se produit aucune condensation de ce gaz sans que ces courants n'entrent en jeu.

Ce qui est également la cause de cette limite, c'est que le gaz-eau se forme lentement à la *surface de l'eau*, et non dans toute la masse d'eau.

De plus, le gaz-eau qui se forme est à *l'état naissant* et cela explique plusieurs de ses propriétés, surtout pourquoi la molécule de gaz qui se forme, devient le support de tension électrique. Celle-ci, lorsqu'elle ne s'écoule pas à mesure de sa formation, en se combinant avec l'électricité d'une autre molécule, s'accumule et produit des phénomènes électriques plus ou moins intenses (orages).

Expériences de M. Pierron.

Les expériences de ce savant ingénieur, enlevé à la science il y a quelques années (en tombant d'un échafaudage), prouvent d'une façon évidente la différence entre le gaz-eau et la vapeur d'eau. Il a publié un résumé de ses expériences sur la ventilation et l'humidification des ateliers dans le *Bulletin industriel de la société de Mulhouse.*

Il dit expressément : « La gouttelette d'eau qui vient se déposer sur la fibre ne produit pas le même effet que l'eau contenue dans l'air à l'état de gaz. Il faut tenir compte dans les ateliers de l'état hygrométrique de l'air et non des gouttelettes d'eau que renferme celui-ci. On a dû, lorsque le vent vient à souffler, arroser le sol avec de l'eau, ce qui offre une plus grande surface d'évaporation ».

Les expériences de M. Pierron sont décisives; l'état hygrométrique de l'air quant à la production du gaz-eau dépend avant tout de deux conditions : la surface en contact avec l'air et la ventilation.

Quant aux propriétés du gaz-eau, il les tient surtout de sa tension électrique qu'il a emmagasinée au moment de sa formation. Comme nous l'avons déjà dit, il agit surtout à l'état naissant et dans ces conditions, il a un état électrique qu'il conserve et qui influe sur les phénomènes qui se passent entre lui et le corps sur lequel il se dépose.

En résumé tout nous prouve que le gaz-eau n'est pas la même chose que la vapeur d'eau ; pour que le gaz d'eau devienne humide il faut qu'il change de nature et de groupement moléculaire. Les corps solides petits ou grands qu'il entoure comme gaz, le condensent, et c'est ainsi que s'explique le rôle prépondérant des poussières sur le brouillard et les buées.

Effets thérapeutiques du gaz-eau. Neurasthénies. Insomnies. Douleurs rhumatismales.

Le seul obstacle qui s'oppose à l'application raisonnée du gaz-eau, c'est que cette thérapeutique si douce et si puissante est trop simple et trop facile ; car il est peu de personnes qui se rappellent que le gaz-eau est un gaz sec et de plus que les gaz agissent plus activement et dans tous les cas plus rapidement que les autres médications. La respiration le fait entrer dans les poumons qui l'introduit dans le torrent circulatoire, et le porte en quelques minutes dans les différents tissus de l'organisme ; ceux-ci en éprouvent une action tonique et réconfortante.

Son influence se fait surtout sentir dans les cas de neurasthénie, chez les malades que tout énerve et que tout irrite, chez ceux qui ont l'appétit languissant, qui sont sujets à des palpitations de cœur.

En général, ces malades dorment mal et quelle que soit la durée de leur sommeil se trouvent plus fatigués en se levant qu'en se couchant, ils accusent presque toujours une céphalée occupant toute la tête mais surtout la nuque.

Ceux qui sont tourmentés par l'insomnie et des névralgies vagues ont vu après une semaine de traitement tous ces malaises disparaître et le sommeil, la tranquillité d'esprit revenir comme par enchantement.

Il suffit pour cela de mettre une serviette humectée, ou un certain nombre (deux ou trois) d'alcarazas dans sa chambre à coucher, ou bien le fameux récipient long et large rempli avec une infusion de feuilles émollientes ou de feuilles d'eucalyptus (celles-ci nous ont paru également diminuer les irritations de l'arrière-gorge et des bronches). Dans tous les cas, elles empêchent les rhumes de cerveau ou du moins en abrègent la durée, elles peuvent en même temps servir de boisson, soit au moment de se coucher, soit pendant la nuit.

Nous pourrions citer un certain nombre d'observations où les symptômes, excitations, insomnies, douleurs rhumatismales se sont amendés par ce moyen. Même des neurasthénies datant de plusieurs mois, qui frisaient la mononamie, s'amendaient et les malades revenaient à des idées plus saines et retrouvaient le calme de leur système nerveux.

Dans les douleurs rhumatismales, surtout dans le lumbago chronique, cette médication fait merveille. Voilà l'extrait d'une lettre typique que j'ai reçue : « Depuis que je fais votre traitement, je n'ai plus aucune douleur de rein, dont je souffrais au point de regarder à deux fois, lorsque je voulais changer de place dans mon lit. »

Une autre personne m'écrit : « J'ai cessé depuis huit jours, après un mois de traitement, de mettre près de mon lit un récipient à large surface rempli d'eau. Je ne souffre plus des douleurs vagues que j'éprouvais, la surexcitation nerveuse qui m'empêchait de dormir a également disparu. »

Nous pourrions citer ainsi différentes observations dans lesquelles on insiste surtout sur le retour du sommeil et sur la disparition des douleurs rhumatismales.

Ce traitement si simple et si facile est surtout utile dans l'intérieur des terres, loin de cette grande cuvette formée par des lacs, ou par la mer.

Il permet d'y associer d'ailleurs tous les autres traitements, non seulement des traitements internes, mais encore d'autres traitements tels que les bains d'air et de lumière. Il peut être employé concurremment avec ceux-ci, et il a même l'avantage de diminuer l'impression de froid que donne souvent le bain d'air (Monteuuis). A cet effet, il suffit de disposer de 2 ou 3 alcarazas ou de laisser dans la chambre une baignoire dont le fond est humecté par une infusion. Il ne faut pas oublier, en effet, que la molécule gaz-eau est conservatrice des rayons calorifiques, et qu'elle les rayonne peu à peu.

Mode d'action du gaz-eau.

Le gaz-eau est composé d'un atome d'oxygène et de deux atomes d'hydrogène (H^2O). Nous devons donc retrouver dans son influence sur l'organisme celle de ces deux gaz, quoique deux corps combinés soient loin de présenter les propriétés de ces mêmes corps séparés. Mais ici, ces deux gaz sont combinés avant de subir les influences extérieures, tandis que les molécules de l'eau s'éloignent l'une de l'autre pour devenir gaz. Ces molécules sont donc à l'état naissant ou du moins à la période d'action la plus active, celle où leur combinaison va être ébranlée et où chaque atome commence à avoir son action propre.

Il n'y a donc rien d'étonnant à ce que l'on retrouve pour l'influence du gaz-eau les premiers indices de l'action propre de chacun des deux gaz qui le compose.

Pour l'oxygène, l'action est trop connue pour que nous ayons besoin d'insister, mais il n'en est pas de même de l'hydrogène.

Les expériences sur l'hydrogène sont peu nombreuses; d'ailleurs ce gaz a été accusé de la mort du chimiste anglais Britton, et cette légende a duré plusieurs années. Tous les ouvrages de chimie ont répété l'influence néfaste de ce gaz, sans rechercher les causes de cet accident, sans savoir s'il ne faut pas en accuser l'impureté du gaz, car selon la préparation de l'hydrogène, selon le métal qu'on emploie, fer ou zinc, il contient presque toujours de l'arsenic ou du phosphore.

Toutes les expériences faites depuis ont démontré la nocivité de ce gaz. Schule, qui a répété les expériences de Britton, n'a pas été incommodé.

Voulant à notre tour vérifier l'action de l'hydrogène sur l'organisme, nous avons laissé s'écouler à plusieurs reprises, dans notre chambre à coucher, des centaines de litres d'hydrogène renfermés dans des tubes épais que fournit la Société des gaz comprimés.

Non seulement nous n'avons éprouvé en respirant ce gaz aucun malaise, mais au contraire nous avons eu chaque fois un sommeil plus calme dont se rapproche celui que nous a donné, mais à un moindre degré, la respiration du gaz-eau.

Les expériences faites sur des animaux ne nous ont rien donné de particulier, mais il semble qu'au bout d'un certain temps, ceux-ci sont comme engourdis et finissent par tomber dans un profond sommeil, dont il est facile d'ailleurs de les faire sortir.

Notons que, dans tous ces cas, il s'agit d'hydrogène pur et non d'hydrogène mêlé à l'air. On peut cependant conclure que les effets sédatifs du gaz-eau sont dus à l'hydrogène. Il semble en effet, que l'influence de ce gaz doit dominer en premier lieu dans la production du gaz-eau, car il est plus abondant et plus diffusible que son associé l'oxygène.

De l'influence sur la santé de la diminution du gaz-eau. Loi du Dr Chiaïs. — Il est difficile de démontrer directement l'influence bienfaisante du gaz-eau, on peut y arriver cependant en montrant combien son absence ou tout au moins sa diminution est nocive, c'est une sorte de démonstration par l'absurde.

Cette démonstration, le Dr Chiaïs l'a faite en comparant les statistiques données par le *Bulletin hebdomadaire de la Ville de Paris*, et celles du climat de Menton. Sa conclusion est que l'action d'un climat devient nocive lorsque la moyenne hebdomadaire du gaz-eau descend en tension au-dessous de cinq millimètres, c'est-à-dire quand le mètre cube d'air contient moins de cinq grammes d'eau (1).

Quand le gaz-eau se maintient d'une manière soutenue pendant deux à trois semaines au-dessous de cinq grammes et surtout au-dessous de trois grammes par mètre cube d'air, la mortalité augmente rapidement d'un quart et même d'un tiers pour les périodes hebdomadaires.

La diminution de la mortalité n'existe que lorsque le gaz-eau s'est maintenu pendant deux semaines au-dessus de cinq grammes. D'une manière générale, pour que cette diminution soit bien nette, il faut six à douze grammes de gaz-eau par mètre cube d'air atmosphérique.

Si l'abaissement thermique s'associe à cet abaissement du gaz-eau, il y a augmentation progressive de la mortalité.

Mais cet abaissement de la température a moins d'influence que la diminution du gaz-eau, car elle peut avoir lieu sans action nocive, si le gaz-eau reste abondant ; tandis que l'inverse n'a pas lieu.

En recherchant les maladies qui donnent le plus de mortalité, lorsque la moyenne hebdomadaire du gaz-eau descend au-dessous de cinq grammes, on trouve que cette influence est incontestable sur :

1° Les maladies aiguës des voies respiratoires ;

2° Les bronchites chroniques ;

(1) On ramène, par un calcul facile, le volume de gaz-eau au poids de l'eau contenue dans ce même air.

3° Les congestions et hémorragies cérébrales ;

4° La vieillesse ou sénilité ;

5° Les maladies organiques du cœur ;

6° La phtisie pulmonaire.

Pendant les mois qui précèdent l'abaissement critique de la température du gaz-eau, c'est-à-dire fin septembre-octobre et la première moitié de novembre, la mortalité était pour :

Les maladies aiguës des voies respiratoires de 120 à 150.

Pour ces mêmes maladies, à partir de la fin novembre et surtout janvier et février, la mortalité s'élevait de 150 à 385.

Pour les congestions cérébrales, la mortalité, qui était de 32 à 54, s'élève de 54 à 90.

Pour la sénilité de 18 à 38, elle atteint 38 à 93.

Pour les maladies organiques du cœur, de 49 à 67, elle atteint 67 à 107, et enfin ce qui est relativement moins considérable et assez surprenant, de 160 à 200 pour la phtisie pulmonaire elle s'élève de 200 à 282.

La progression qui a suivi la mortalité du fait d'un abaissement persistant et continu du gaz-eau pendant treize semaines est typique, et montre qu'il est prudent de quitter les pays du Nord, dès que le gaz-eau diminue d'une façon *persistante* au-dessous de cinq grammes.

En général ces conditions atmosphériques commencent vers le milieu d'octobre, et s'accentuent de plus en plus à mesure que l'on avance vers l'hiver.

Ce ne sont pas seulement les personnes affectées de tuberculose, mais les personnes s'enrhumant facilement, et celles qui se congestionnent facilement et même les malades atteints de maladies de cœur, qui se trouveront bien de se déplacer dès l'automne. C'est le vrai moyen d'éviter des complications et de bénéficier complètement d'un séjour dans le Midi.

Pour les personnes moins gravement souffrantes, c'est à partir de la fin de décembre, ou dans tous les cas à partir du milieu de janvier — qu'il faut quitter le Nord.

L'expérience de bien des années confirme ces données scientifiques, et autrefois, surtout les malades venaient dans le Midi, dès l'automne. Une question de mode, et peut-être aussi des considérations pécuniaires, retardent de plus en plus l'arrivée des hivernants.

Nous laissons les gens du monde bien portants faire ce qui leur plaît, mais que les malades veuillent bien suivre les règles que l'expérience et les faits scientifiques indiquent, et alors la réputation curative du littoral redeviendra aussi bonne qu'elle le mérite.

Nous sommes arrivé à la fin de cette étude qui pourrait être plus complète et que nous poursuivrons. Nous avons surtout voulu montrer combien certaines idées populaires reçoivent leurs explications des découvertes scientifiques récentes.

De plus, nous croyons qu'il serait utile de fonder pour ainsi dire une nouvelle science météorologique, celle de la molécule d'eau dans toutes ses transformations en plein air.

Il est si difficile de changer des habitudes de pensées et d'enseignements, de modifier des théories lorsque celles-ci sont professées par des savants qui ont leur siège fait, que nous n'osons espérer réussir, surtout n'ayant aucune situation officielle. Notre consolation sera de relire ce que disait Lamarck : « Quelque difficulté qu'il y ait à découvrir des vérités nouvelles, il s'en trouve encore de plus grandes à les faire reconnaître. »

R.F. IMPRIMÉS

E. GREVIN — IMPRIMERIE DE LAGNY

EN VENTE AUX MÊMES LIBRAIRIES

BIBLIOTHÈQUE DE PHILOSOPHIE SCIENTIFIQUE

DIRIGÉE PAR LE Dr GUSTAVE LE BON

Collection in-18 jésus à 3 fr. 50 le volume

1° SCIENCES PHYSIQUES ET NATURELLES

La Science et l'Hypothèse, par H. Poincaré, membre de l'Institut (16e mille).
La Valeur de la Science, par H. Poincaré (14e mille).
La Vie et la Mort, par le Dr A. Dastre, membre de l'Institut, professeur de Physiologie à la Sorbonne (10e mille).
Nature et Sciences naturelles, par F. Houssay, professeur à la Sorbonne (6e mille).
Les Frontières de la Maladie, par le Dr J. Héricourt (6e mille).
Les Influences ancestrales, par Félix Le Dantec, chargé de cours à la Sorbonne (9e mille).
Les Doctrines médicales, par le Dr E. Boinet, professeur de clinique médicale (5e mille).
L'Évolution de la Matière, par le Dr Gustave Le Bon, avec 63 figures (18e mille).
La Science moderne et son état actuel, par Émile Picard, membre de l'Institut, professeur à la Sorbonne (10e mille).
La Lutte universelle, par Félix Le Dantec, chargé de cours à la Sorbonne (8e mille).
La Physique moderne, par Lucien Poincaré, Inspecteur général de l'Instruction publique (9e mille).
L'Histoire de la Terre, par L. de Launay, professeur à l'École supérieure des Mines (8e mille).
La Musique, par J. Combarieu, chargé de cours au collège de France (7e mille).
L'Hygiène moderne, par le Dr J. Héricourt (8e mille).
L'Electricité, par Lucien Poincaré, Inspecteur général de l'Instruction publique (8e mille).
L'Evolution des Forces, par le Dr Gustave Le Bon, avec 42 figures (10e mille).
Le Monde végétal, par Gaston Bonnier, membre de l'Institut, professeur à la Sorbonne, avec 230 figures (6e mille).
Les Transformations du Monde animal, par Charles Depéret, correspondant de l'Institut, doyen de la Faculté des Sciences de Lyon (7e mille).
De l'Homme à la Science, par Félix Le Dantec (6e mille).
L'Évolution souterraine, par E.-A. Martel, directeur de *La Nature* (80 figures).
La Vérité scientifique, sa poursuite, par Edmond Bouty, membre de l'Institut, professeur de Physique à la Sorbonne.
La Conquête minérale, par L. de Launay, professeur à l'École des Mines.
La Dégradation de l'Énergie, par Bernard Brunhes, directeur de l'Observatoire du Puy-de-Dôme (6e mille).
Science et Méthode, par H. Poincaré, membre de l'Institut (9e mille).
L'Aéronautique, par le Ct Paul Renard.

2° PSYCHOLOGIE ET HISTOIRE

La Philosophie moderne, par Abel Rey, professeur agrégé de Philosophie (6e mille).
L'Ame et le Corps, par A. Binet, directeur du Laboratoire de psychologie à la Sorbonne (6e mille).
Les grands Inspirés devant la Science, par le colonel Biottot.
La Connaissance et l'Erreur, par Ernst Mach, professeur à l'Université de Vienne.
L'Athéisme, par Félix Le Dantec, chargé de cours à la Sorbonne (8e mille).
Science et Conscience, par Félix Le Dantec (6e mille).
Science et Religion dans la Philosophie contemporaine, par Émile Boutroux, membre de l'Institut (7e mille).
La Valeur de l'Art, par Guillaume Dubufe.
Psychologie de l'Education, par le Dr Gustave Le Bon (11e mille).
La Vie du Droit et l'Impuissance des Lois, par J. Cruet, avocat à la Cour d'appel.
Le Droit pur, par Edmond Picard, sénateur, professeur à l'Université de Bruxelles.
La Vie sociale, par Ernest van Bruyssel, consul général de Belgique (6e mille).
L'Allemagne moderne, par H. Lichtenberger, maître de conférences à la Sorbonne (8e mille).
Les Démocraties antiques, par A. Croiset, membre de l'Institut (6e mille).
Le Japon moderne, son Évolution, par Ludovic Naudeau (6e mille).
Les Névroses, par le Dr Pierre Janet, professeur de Psychologie au Collège de France.
La Naissance de l'Intelligence, par le Dr Georges Bohn (40 figures).
Le Crime et la Société, par le Dr J. Maxwell, substitut du Procureur gal à Paris.

E. GREVIN — IMPRIMERIE DE LAGNY

www.ingramcontent.com/pod-product-compliance
Lightning Source LLC
LaVergne TN
LVHW012014160826
845678LV00002B/827

* 9 7 8 2 3 2 9 6 6 3 8 1 4 *